BEI GRIN MACHT SICH IHR WISSEN BEZAHLT

- Wir veröffentlichen Ihre Hausarbeit, Bachelor- und Masterarbeit

- Ihr eigenes eBook und Buch - weltweit in allen wichtigen Shops

- Verdienen Sie an jedem Verkauf

Jetzt bei www.GRIN.com hochladen und kostenlos publizieren

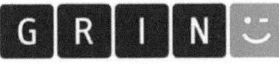

Robert Schwanitz

Prozessoptimierung bei den sozialen Diensten – Ein Beispiel aus der Praxis

GRIN Verlag

Bibliografische Information der Deutschen Nationalbibliothek:

Die Deutsche Bibliothek verzeichnet diese Publikation in der Deutschen National-
bibliografie; detaillierte bibliografische Daten sind im Internet über http://dnb.d-
nb.de/ abrufbar.

Impressum:

Copyright © 2008 GRIN Verlag GmbH
Druck und Bindung: Books on Demand GmbH, Norderstedt Germany
ISBN: 978-3-640-33855-9

Dieses Buch bei GRIN:

http://www.grin.com/de/e-book/127353/prozessoptimierung-bei-den-sozialen-
diensten-ein-beispiel-aus-der-praxis

GRIN - Your knowledge has value

Der GRIN Verlag publiziert seit 1998 wissenschaftliche Arbeiten von Studenten, Hochschullehrern und anderen Akademikern als eBook und gedrucktes Buch. Die Verlagswebsite www.grin.com ist die ideale Plattform zur Veröffentlichung von Hausarbeiten, Abschlussarbeiten, wissenschaftlichen Aufsätzen, Dissertationen und Fachbüchern.

Besuchen Sie uns im Internet:

http://www.grin.com/

http://www.facebook.com/grincom

http://www.twitter.com/grin_com

Ruhr-Universität Bochum
Fakultät für Sozialwissenschaft

Prozessoptimierung bei den sozialen Diensten – Ein Beispiel aus der Praxis

Hausarbeit für:

Seminar: Management und Leadership im Sozialwesen
WiSe 2006/2007
Mastermodul : Gesundheit und Gesellschaft

eingereicht von:

Robert Schwanitz
M.A. Gesundheitssysteme/Gesundheitswirtschaft
Juni 2008

Inhalt

Einleitung

Die *sozialen Dienste* gelten in Deutschland als Hoffnungsträger für Beschäftigung im DL[1]-Sektor. Generell umfasst der DL-Sektor in Deutschland mittlerweile über 60% der Beschäftigung und ist damit in den letzten Jahren stetig gewachsen. Zwar haben andere Länder in diesem Sektor nach wie vor eine höhere Beschäftigungsquote (z.B. die USA und die Niederlande), aber Deutschland hat sich besser entwickelt, als es teilweise vorhergesagt wurde (vgl. Hartmann, 2002, 22). Die *sozialen Dienste* nehmen dabei eine Sonderrolle ein. Zum Großteil sind *soziale Dienste* Aufgabe der öffentlichen Hand. Die Finanzierung erfolgt also aus Steuergeldern und denen an die Erwerbseinkommen gekoppelten Sozialabgaben wie die Pflege- und Krankenversicherung. Mehrere Entwicklungen haben allerdings in Deutschland zu einem Finanzierungsproblem auch der *sozialen Dienste* geführt.

1. Demographischer Wandel: Dieser steht für die Zunahme der älteren gegenüber den jungen Bevölkerungsschichten. Der Geburtenrückgang in den letzten Jahrzehnten so wie der technische Fortschritt im Bereich der Medizin gehen bei dieser Entwicklung Hand in Hand. Die Menschen leben länger, aber bekommen weniger Kinder. Dies bedeutet nicht anderes, als mehr Ausgaben v.a. im Bereich der *sozialen Dienste* speziell bei medizinischer Versorgung und Pflege, also im Bereich von Pflegediensten und Seniorenheimen, aber auch weniger Einnahmen, da die junge erwerbstätige Mittelschicht, den steigenden Bedarf nicht in dem Umfang finanzieren kann wie dies in der Vergangenheit möglich war, was unter anderem dem in Punkt 2. aufgeführten Grund angelastet werden kann (vgl. Heinze, 2006, 207 ff.).

2. Abbau sozialversicherungspflichtiger Beschäftigung: In jüngster Zeit nehmen die sozialversicherungspflichtigen Beschäftigungsverhältnisse wieder zu, allerdings kann dies nicht verschleiern, dass es in den letzten Jahren einen deutlichen Rückgang gegeben hat, der jetzt bestenfalls eingedämmt aber nicht ausgeglichen werden kann. Der Ausbau des Niedriglohnbereichs muss hier bei der Betrachtung der

---

[1] Im Folgenden wird DL als Synonym für Dienstleistung/en gebraucht.

3

Arbeitslosenzahlen mit bedacht werden, da bei diesen Beschäftigungsverhältnissen verminderte oder gar keine Sozialabgaben abgeführt werden (vgl. Bäcker, 2006, 260).

U.a. diese zwei Hauptentwicklungen haben die Politik in ein Dilemma gestürzt. Die Einnahmebasis für eine Hauptdomäne der Politik, das Bereitstellen von *sozialen Diensten* bricht weg, aber der Bedarf steigt stetig. In vielen Bereichen der *sozialen Dienste* hat die Politik mit Reformen reagiert, um die Fanzierungslücke zu schließen. Auf der einen Seite hat dies eine größere finanzielle Beteiligung für die Inanspruchnahme *sozialer Dienste* bedeutet. Als Beispiel seien hier nur die 10€ Praxisgebühr im Gesundheitswesen genannt, oder die Beteiligung an Medikamentenkosten. Auf der anderen Seite hat die Politik auch neue Effizienzmaßstäbe für die Anbieter *sozialer Dienste* festgelegt. Auch hier sei wieder das Gesundheitswesen als Beispiel benannt. Im Bereich der stationären Akutversorgung wurden Fallpauschalen eingeführt, die den Krankenkassen ein höheres Maß an Kontrolle der Krankenhäuser zubilligen. Den Krankenhäusern wird dabei ein Höchstmaß an Wirkkraft abverlangt, da sie dazu aufgerufen sind die Patienten möglichst schnell, effizient und dabei zielführend zu versorgen. Auch im pflegerischen Bereich der stationären und ambulanten Versorgung der älteren Bevölkerung, also im Bereich der Alten- und Seniorenheime so wie der ambulanten Pflegedienste, ist die Belastung gestiegen. Die Pflegesätze sind auf Grund des Kostendrucks in den letzten Jahren weitgehend gleich geblieben, wobei sich der Bedarf u.a. auf Grund des schon erwähnten demographischen Wandels aber auch aus Gründen wie z.B. des medizinischen Fortschritts erhöht hat (vgl. Bogedan, 2008, 214). Hier sind neue kreative Lösungen gefragt, die dazu führen, dass Pflegekräfte von Arbeiten entlastet werden, die nicht direkt mit der Versorgung des Patienten zu tun haben. Effizienzgewinne zu erzielen ist in einer Zeit der knappen Kassen wichtiger denn je.

Ziel dieser Arbeit ist es, exemplarisch an Hand eines vom Land NRW und von der EU geförderten Projekts im Bereich der Arzneimittelversorgung der ambulanten und stationären Altenpflege eine Prozessoptimierung und die Einführung einer neuen DL zu beleuchten. Dabei soll einführend der Bereich der *sozialen Dienste* dargestellt werden und was darunter zu verstehen ist. Kernstück der Arbeit ist die Darstellung des Projekts „Patientenorientierte Arzneimittelversorgung in Einrichtungen der stationären Altenpflege". Dabei soll speziell der Bereich der Prozessabläufe und deren Aufnahme in den beteiligten Einrichtungen im Fokus stehen. Wie lassen sich die Eigenschaften *sozialer DL* mit diesem Praxisbeispiel in Verbindung bringen und welche Schlüsse lassen sich daraus ziehen? Die soll in einem abschließenden Fazit näher erläutert werden.

1. Definition *sozialer Dienste*

Soziale Dienste werden im Falle von sozialen Bedarfs- und Notlagen in Anspruch genommen. Je nach Problemlage und Lebenssituation kommt den sozialen Hilfe- und Unterstützungsleistungen eine unterschiedliche Bedeutung zu: Sie können in vielen Fällen von Behinderung, Pflegebedürftigkeit und Krankheit wichtiger sein als finanzielle Leistungen. Die Bandbreite von Bedarfs- und Problemlagen, die persönliche Hilfen erfordern ist sehr vielfältig. Im Folgenden ist eine Übersicht dargestellt, in der zwischen Anlässen, Zielgruppen sowie Handlungsformen in Hinsicht auf die sozialen Dienstleistungen unterschieden wird (vgl. Bäcker et al., 2008, 505ff.).

Abbildung 1: Ausgewählte Anlässe, Zielgruppen und Handlungsformen *sozialer Dienstleistungen*

Ausgewählte Anlässe, Zielgruppen und Handlungsformen sozialer Dienstleistungen
Problemlagen und Anlässe
Versorgungs- und Betreuungsbedarf von Kindern
Erziehungs- und Partnerschaftsprobleme
Bildung, Ausbildung, Weiterbildung
Krankheit, Behinderung, Pflegebedürftigkeit
Hilfebedürftigkeit bei der alltäglichen Lebensführung
Wohnungsprobleme
Delinquenz
Armut, Ausgrenzung, Isolation
Sucht
Seelische Notlage
Überschuldung
Arbeitslosigkeit
Zielgruppen
Kinder und Jugendliche
Ältere, insbesondere Hochaltrige
Kranke

Behinderte Menschen
Pflegebedürftige
Migranten und Flüchtlinge
Wohnungslose
Arbeitslose
Personen in sonstigen sozial schwierigen Lebenslagen
Handlungsformen
Unterrichten und Erziehen
Beraten und Informieren
Betreuen und Versorgen
Behandeln, Pflegen, Rehabilitieren
Therapieren
Hilfe bei häuslichen Verrichtungen
Emotionale Unterstützung

Quelle: Bäcker et al., 2008, S. 506.

Nach Häußermann/ Siebel (1995) können „innerhalb der personenbezogenen Dienstleistungen weiter die »sozialen Dienste« unterschieden werden, die sich an abhängige Personen richten: Pflege und Betreuung von Kindern, Kranken und Alten" (Häußermann/ Siebel 1995, 26). Bei Bäcker et al. (2008) findet sich hingegen die folgende Definition:

„Soweit die mit der Bewältigung der sozialen Risiken und Probleme verbundenen personenbezogenen Leistungen *professionell* und *entgeltlich* erbracht werden, bezeichnet man sie als *soziale Dienste* oder *soziale Dienstleistungen*." (Bäcker et al., 2008,507)

Im Gegensatz zu Bäcker et al. (2008) findet sich in den Ausführungen von Bauer (2001) nicht sogleich eine klare definitorische Abgrenzung dieser Begrifflichkeiten. Bei Bäcker et al. (2008) werden beide Begriffe synonym verwendet. Lediglich zu Beginn der Arbeit wird kurz auf eine Unterscheidung hingedeutet.

„Als „soziale Dienstleistungen" gelten (…) die beratenden, betreuenden, erzieherischen, therapeutischen und pflegerischen *Tätigkeiten* im engeren Sinne. Unter „sozialen Diensten" werden die Dienstleistungsangebote von Ämtern, Behörden, Verbänden sowie sozialen Einrichtungen und Unternehmen verstanden." (Bäcker et al., 2008, 507)

Bauer (2001) dagegen setzt bei der Systematik und Typologie allgemeiner Definitionsansätze an, um dann unterschiedlichen Klassifikationsvorschlägen entsprechend eine eigene Definition zu entwickeln. Dementsprechend

„[..] können die Dienstleistungen im Sozialwesen dem Typus personenbezogener, direkter, von Privaten nachgefragter, überwiegend professioneller, öffentlich oder privat angebotener und vorwiegend durch Dritte finanzierter Tätigkeiten zugeordnet werden". (Bauer, 2001, 22)

Außerdem nimmt er das „Fachlexikon der sozialen Arbeit" zur Hilfe und ungeachtet seiner kritischen Einwände gegen die darin enthaltenen Stichwortbeiträge zu *sozialen Diensten / sozialen DL*, nutzt er diese, um auf die Komplexität dieser Begrifflichkeiten hinzudeuten. Dazu konstruiert er eine Begriffstafel, die folgende Definitionselemente umfasst:

- eine formale,
- eine sozialleistungsrechtliche,
- eine funktionale,
- eine normative,
- eine umgangssprachlich-additive,
- eine erweiterte und
- eine (zweifache) intentionale Definition. (vgl. Bauer, 2001, 27)

Abbildung 2: Zur Komplexität der Gegenstandsdefinition im Fachdiskurs

„Soziale Dienste" / „Soziale Dienstleistungen"		
werden umschrieben als	Leistungen*), die von (sozialpädagogischen) Fachkräften erbracht werden (*Fachlichkeitskriterium*) und darauf abzielen, soziale Probleme zu lösen bzw. ihnen vorzubeugen (*Zielkriterien*) *) = persönliche und erzieherische Hilfen auf der Grundlage des Sozialleistungsrechts	= formale Definition (Fach- und Zielkriterien) = sozialleistungsrechtliche Def.
bezwecken ...	die Aufgabenerfüllung in der Sozial-, Jugend- und Gesundheitshilfe / „persönliche Hilfen", „erzieherische Hilfen"	= funktionale Definition
wenden sich an ...	den / die Hilfeempfänger/in (i.S.v. Individuen, Gruppen, Gemeinwesen)	= finale Definition
beinhalten ...	die Gewährleistung von Wunsch- und Wahlrechten (durch Angebote öffentlicher und verschiedener Freier Träger)	= normative Definition

8

bezeichnen	Dienstleistungen & Organisationsformen & Neustrukturierungen Sozialer Arbeit & traditionelle Familienfürsorge	= alltagssprachlich-additive Definition
umfassen ferner …	wirtschaftliche Leistungen & den Verwaltungsdienst	= erweiterte Definition
signalisieren …	• die Entwicklung von der sozialen Kontrolle zum Dienstleistungsangebot; • den Perspektivenwandel von der Fall- zur Lebensweltorientierung	= (doppelte) intentionale Definition

Quelle: Bauer, 2001, 28.

Des Weiteren geht er auf die begrifflichen Elemente und besonderen Aspekte sozialer DL ein und orientiert sich dabei an der Zusammenstellung von Badura(Gross (1976).

Abbildung 3: Begriffliche Elemente und besondere Aspekte *Sozialer Dienstleistungen*

Begriffliche Elemente und besondere Aspekte	Erläuterungen
1. Terminologie	„Soziale DL" (Handlungsaspekt) und „Soziale Dienste" (Organisationsaspekt) werden terminologisch nicht exakt unterschieden
2. Klassifikation	Soziale DL werden als eine Unterkategorie personenbezogener Dienstleistungen klassifiziert
3.a inhaltlicher Aspekt	Soziale DL weisen die besondere Eigenschaft von Hilfen (für abhängige Personen) auf
3.b formaler Aspekt	Soziale DL werden im Rahmen staatlicher Sozialpolitik erbracht: zentral, bürokratisch, bezahlt, verberuflicht
3.c historischer Aspekt	Soziale DLsind ein geschichtliches Novum; entsprechende DL wurden in früheren Zeiten im sozialkulturellen Bereich, „familiennah" und „natural" erbracht

Quelle: Bauer, 2001, 29.

Auch hier bei den von Badura und Gross (1976) herausgearbeiteten begrifflichen Elementen und besonderen Aspekten sozialer DL, fällt als erstes ins Auge, dass die Autoren die Formulierungen „soziale Dienste" und „soziale DL" synonym verwenden. Zweitens wird deutlich, dass auch hier (genau wie bei Häußermann/ Siebel, 1995) soziale DL als eine Subkategorie der personenbezogenen DL behandelt werden. Außerdem werden auch hier innerhalb der Definitionsvorschläge verschiedene Aspekte (inhaltliche, formale, historische) der Besonderheit sozialer DL angesprochen (vgl. Bauer, 2001, 29). Im Folgenden soll nun näher auf die verschiedenen Charakteristika sozialer DL eingegangen werden.

1.1 Charakteristika Sozialer Dienste / Sozialer DL

Die sozialen DL zeichnen sich durch eine Reihe von Gemeinsamkeiten aus, „die sie von der Güterproduktion, aber auch von sach- und unternehmensbezogenen Dienstleistungen unterscheiden und besondere Bedingungen für ihre Erbringung zur Folge haben" (Bäcker et al., 2008, 509). Im Folgenden werden einige Charakteristika skizziert, die sich aber unmittelbar auf die Tätigkeiten am hilfesuchenden Menschen beziehen.[2] Dabei bleiben andere Tätigkeiten unberücksichtigt, die in Einrichtungen, die soziale Dienste bereitstellen, anfallen (Versorgung, Verwaltung, Hauswirtschaft usw.).

Ein wesentliches Charakteristikum, durch das sich die sozialen DL auszeichnen ist der **Personenbezug**. Wie man bereits den Handlungsformen sozialer DL aus der oben dargestellten Übersicht entnehmen konnte, sind sie ihrer Natur nach helfend, beratend, betreuend, unterstützend und damit personenorientiert. Sie beruhen auf einer institutionell hergestellten Interaktionsbeziehung zwischen den Erbringern auf der einen und den Konsumenten dieser Leistungen auf der anderen Seite. Die Leistungen werden gegen Entgelt erbracht, und im Gegensatz zur Hilfe im Familienkontext, beruhen sie nicht auf normativ bestimmten Erwartungen gegenseitiger Hilfeleistungen. In der Regel erfordern sie eine spezifische fachliche Qualifikation.

Aus dem ersten lässt sich auch direkt das zweite Charakteristikum der sozialen DL ableiten, nämlich ihre **Personalintensität und begrenzte**

---

[2] Dabei wird Bezug genommen auf die Ausführungen von Bäcker [et al.], 2008, S. 509ff., anderweitige Quellen werden gesondert kenntlich gemacht.

Rationalisierbarkeit. Die Tätigkeiten lassen sich nicht oder nur sehr begrenzt durch Maschinerie oder neue Informations- und Kommunikationstechnologien ersetzen. Wegen ihrer geringen Rationalisierungsfähigkeit fallen innerhalb der *sozialen Dienste* sehr hohe Personalkosten an.

Weiter ist für die *sozialen Dienste* charakteristisch, dass bei ihrer Erbringung die Produktion und die Konsumtion zeitlich und räumlich aufeinander abgestimmt sein müssen. Es gilt das so genannte **Uno-actu-Prinzip**: Produzent und Konsument müssen zur selben Zeit am gleichen Ort sein. Dies macht es auch nicht möglich, dass soziale Dienste auf Vorrat erstellt und gelagert werden können, „vielmehr ist die Vorhaltung von Kapazitäten erforderlich, um sicherzustellen, dass auch bei vorab nicht absehbaren Notlagen die Leistungen schnellstmöglich erbracht werden können" (Bäcker et al., 2008, 510).

Des Weiteren zeichnen sich die *sozialen Dienste* durch die **Ko-Produktion** aus. Damit ist gemeint, dass bei der Inanspruchnahme sozialer Dienste die Konsumenten außer ihrer Präsenz auch eine aktive Beteiligung erfüllen müssen. Das Ergebnis der Dienstleistung wird wesentlich von ihrer Kooperationswilligkeit und –fähigkeit beeinflusst.

Die **Unbestimmtheit der Nachfrage** bei sozialen DL ist eine weitere erschwerende Eigenschaft. Die Nachfrage ist in der Regel sehr unspezifisch und ergibt sich zumeist erst im Verlauf des Interaktionsprozesses. Deswegen müssen die eigentlichen Probleme und Ursachen oft erst mal von den Professionellen erkannt werden bevor sie einen konkreten Hilfe- und Unterstützungsgrad definieren können.

Abschließend kann noch festgehalten werden, dass sich die *sozialen Dienste* infolge ihrer Eigenschaften als **Erfahrungs- und Vertrauensgüter** definieren lassen. Insbesondere die Tatsache, dass ihre Qualität nicht vor ihrer Erbringung und Nutzung geprüft und beurteilt werden kann, macht sie zu *Erfahrungsgütern*. Hinzu kommt, dass bei vielen sozialen Diensten das Ergebnis nicht unmittelbar spürbar ist. Diese Schwierigkeit, ihre Qualität zu erfassen, macht sie außerdem auch zu *Vertrauensgütern*.

1.2 Zwischenfazit

Es ist deutlich geworden wie vielfältig die *sozialen Dienste* sind, und welche Besonderheiten diese Form der DL beinhaltet. Eine einheitliche Definition ist auf

Grund der Vielfältigkeit schwierig, allerdings lassen sich die Besonderheiten der sozialen DL gut abgrenzen. Dabei nehmen die genannten Punkte des Unu-Actu Prinzips, der begrenzten Rationalisierbarkeit, der Ko-produktion, der Unbestimmtheit der Nachfrage, des Personenbezugs, der begrenzten Rationalisierbarkeit und der Erfahrungs- und Vertrauensgüter eine zentrale Position ein. Mit diesen Eigenschaften wird deutlich, dass DL im Bereich der *sozialen Dienste* noch einmal anders einzustufen sind als dies DL in der Abgrenzung zu Gütern ohnehin schon sind. Optimierungs- und effizienzsteigernde Prozesse müssen sich immer an diesen Eigenschaften orientieren und müssen diese in einem Prozess unbedingt einbeziehen.

Die *sozialen Dienste* werden größtenteils immer noch durch den Staat bereitgestellt. Wie bereits in der Einleitung angesprochen hat sich in den letzten Jahren die Einnahmebasis nicht verbessert und die *Sozialen Dienste* haben zunehmend mit stagnierenden finanziellen Mitteln und einer steigenden Nachfrage zu arbeiten.[3] Einsparungen bzw. Effizienzgewinne sind also zunehmend gefragt. Dies führt in einigen Bereichen dazu, dass Prozessoptimierungen, also die Hinterfragung und Verbesserung bestehender Abläufe in den Mittelpunkt rückt. Die *Sozialen Dienste* müssen dabei in ihrer Komplexität als integrative Prozesse eingeordnet werden (vgl. Fließ, 2006, 40). Dies bedeute, dass der Prozess sowohl die Mitwirkung von Anbieter als auch die des Nachfragers erfordert. Ohne eine Zusammenarbeit beider Seiten kann keine zielführende Durchführung der DL erfolgen. Das Pflegepersonal eines Seniorenheims kann noch so gute Absichten für die Bewohner des Heims haben, aber es geht nur wenn ein Mindestmaß an Zusammenarbeit erfolgt. Ein Arzt kann noch so gute Absichten bei seinen Patienten haben, allerdings kann er nicht die Tabletten für ihn nehmen oder ihn zu einer Therapie zwingen, die er nicht will. Diese Form der Zusammenarbeit hat ihren Niederschlag in dem Fachwort „compliance" gefunden. Dies lässt sich mit Mitarbeit bzw. Zusammenarbeit übersetzen und ist für die Erfüllung *Sozialer DL* unabdingbar. In der Charakterisierung der sozialen DL prägt sich die „compliance" in den Ausführungen zur Ko-Produktion aus.

Im Folgenden wird nun das Fallbeispiel der Optimierung bzw. Neuschaffung einer DL im Bereich der *sozialen Dienste* vorgestellt. Dabei wird zuerst das

---

[3] Wobei an dieser Stelle auch nicht verschwiegen werden soll, dass in der steigenden Nachfrage nach sozialen DL und nach DL generell eine große Chance für den Arbeitsmarkt liegt (vgl. Heinze, 2006; vgl. Eichener/Heinze, 2005; vgl. Hartmann/Matheu, 2001).

Projekt vorgestellt, so wie die einzelnen Projektphasen. In der Schlussbetrachtung werden dann die Ergebnisse präsentiert.

2. Einführung Praxisbeispiel: Patientenorientierte Arzneimittelversorgung in stationäre Einrichtungen der Altenpflege

Das Projekt „Patientenorientierte Arzneimittelversorgung" wurde vom Ministerium für Wirtschaft, Mittelstand und Energie des Landes NRW im Rahmen des Ziel-2-Programmes mit Unterstützung aus Mitteln der Europäischen Union vom 1.09.2005 bis zum 31.12.2007 gefördert. Empfänger der Zuwendung und damit Maßnahmenträger war die Paracelsus-Apotheke mit Sitz in Castrop Rauxel.

Ziel war der Aufbau und die Erprobung einer innovativen Logistiklösung für die Belieferung von Arzneimitteln in stationäre Einrichtungen der Altenpflege. Dabei werden Arzneimittel für jeden Einnahmezeitpunkt des Patienten mit Hilfe eine sog. Blisterautomaten eine Woche im Voraus vorbereitet und den stationären Einrichtungen zeitnah zur Verfügung gestellt. Diese Dienstleistung wurde im o. g. Projektzeitraum entwickelt und erprobt. Alle Projektschritte in den beteiligten Einrichtungen sind im Rahmen einer wissenschaftlichen Begleitung des Projektes durch die beauftragte Sozial- und Seniorenwirtschaftszentrum GmbH begleitet worden.[4]

Die entwickelte und erprobte Dienstleistung gehört mittlerweile zum Regelangebot der Paracelsus-Apotheke bzw. der Steinweg-Medical GmbH, die im Verlaufe des Projektvorhabens die Aufgaben der gesamten Heimbelieferung im Auftrag der Paracelsus-Apotheke übernommen hat. Es kann zusammenfassend festgestellt werden, dass die Projektergebnisse in allen beteiligten Einrichtungen der Altenpflege positiv zu bewerten sind, was in den weiteren Ausführungen zu den Ergebnissen des Projekts noch näher erläutert wird.

---

[4] Sofern nicht anders gekennzeichnet stammen alle weiteren Ausführungen zu Kapitel 2 aus dem Projektbericht der SWZ GmbH, Gelsenkirchen: Hübner, Michael R./Steinweg, Detlef (2008): Abschlussbericht zum Modellprojekt „Patientenorientierte Arzneimittelversorgung in Einrichtungen der stationären Altenpflege", Gelsenkirchen.

Abbildung 4: Beteiligte Einrichtungen am Modellprojekt

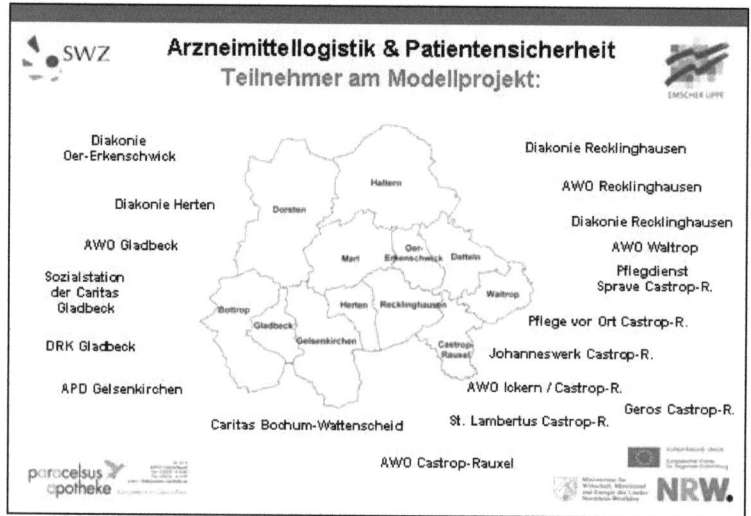

Quelle: Hübner/Steinweg, 2008, 4.

2.1 Ablauf und Projektphasen des Modellprojekts

Das Projektvorhaben ist entsprechend der Projektplanung durchgeführt worden. Im Kern bedeutet dies, dass das Projekt in eine Anforderungsanalyse (Projektphase I), in eine Einführungsphase (Projektphase II) und in eine Umsetzungs- bzw. Verbreitungsphase / Testung des Echtbetriebes (Projektphase III) im Vorfeld gegliedert worden ist.

Folgendes Phasenmodell, das auch eine Übersicht über die zu leistenden Projektschritte gibt, ist für das Projekt damit eingehalten worden.

Abbildung 5: Projektphasen[5]

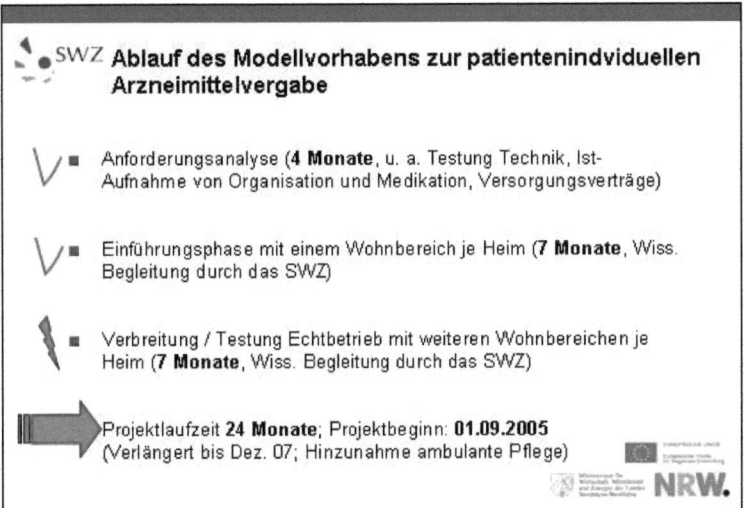

Quelle: Hübner/Steinweg, 2008, 5.

2.1.1 Projektphase I: Anforderungsanalyse

Nach dem Projektbeginn am 1.9.2005 wurden alle teilnehmenden stationären Einrichtungen der Altenpflege auf die im Rahmen des Modellprojektes zu erprobende neue Logistikdienstleistung vorbereitet. Entgegen der ursprünglichen Planung des Modellprojektes konnten zunächst 15 Einrichtungen der Altenpflege für eine Mitarbeit gewonnen werden.

Es konnte gewährleistet werden, dass sowohl Einrichtungen unterschiedlicher Größe (von 36 Bewohner bis zu 225 Bewohner) mit entsprechenden unterschiedlichen Wohnbereichszuschnitten (bis zu 36 Bewohner je Wohnbereich) und eine Trägerunabhängigkeit am Modellprojekt teilgenommen haben. Von der Arbeiterwohlfahrt Westliches Westfalen (AWO) haben 5 Einrichtungen in der Emscher-Lippe-Region teilgenommen, 4 Einrichtungen des Diakonischen Werkes Recklinghausen, 1 Einrichtung in Trägerschaft der Caritas, 1 Einrichtung in Trägerschaft des Evangelischen Johanneswerkes, 3 privatwirtschaftliche Einrichtungen und 1 in Trägerschaft einer katholischen Gemeinde.

---

[5] Die Hinzunahme der ambulanten Pflege wird im Zuge dieser Arbeit nicht näher erläutert werde, da es für die Fragestellung nicht notwendig ist.

Abbildung 6: Erhebungssystematik

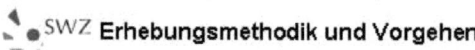

Quelle: Hübner/Steinweg, 2008, 8.

Zentrales Ziel in der Projektphase I war die Erhebung der Organisationsstruktur mit Hilfe von Prozessleitfäden (Vorher-Erhebung, siehe auch Kapitel 2.2.1) der Medikamentenversorgung in den teilnehmenden Einrichtungen, um die Schnittstellen für die anschließende Reorganisation in Form einer Patientenorientierten Arzneimittelbereitstellung für die Pflegekräfte in den Einrichtungen zu ermöglichen. Seitens der Paracelsus-Apotheke sind in der Projektphase in allen Einrichtungen, die zu diesem Zeitpunkt bereits über einen gültigen Versorgungsvertrag verfügten, die Medikationspläne der zu versorgenden Patienten aufgenommen worden.

2.1.2 Projektphase II: Erprobungsphase

Am 2.01.2006 ist die Erprobungsphase des Modellprojektes gestartet. In diesem Rahmen erfolgte die Erprobung der Patientenorientierten Arzneimittelbereitstellung in einem Wohnbereich, je angeschlossener stationärer Altenpflegeeinrichtung. Ab Januar 2006 sind damit in nahezu allen teilnehmenden Einrichtungen die Umstellungen auf das erprobte Verfahren der

16

„Patientenindividuellen Arzneimittellogistik" umgestellt worden. D. h. im Kern, das die gesamte Medikamentenlogistik auf die Mitarbeiter der Paracelsus-Apotheke übertragen wurde.

In allen Häusern wurden durch die wissenschaftliche Begleitung der SWZ GmbH leitfadengestützte Interviews mit den Einrichtungsleitungen bzw. Pflegedienstleitungen und den zuständigen Wohnbereichsleitungen geführt, um im Vorfeld des Starts der Einführungsphase exakte Aufwands- und Prozesskosten zu erhalten. Im Zuge der Erprobungsphase ist das Verfahren zur Erhebung dieser Kosten immer differenzierter geworden, da sich auf Grund der teilnehmenden Beobachtung und den Gesprächen mit den Mitarbeitern der Einrichtungen neue Prozessaspekte ergaben, die dann integriert und bedacht wurden (siehe Kapitel 2.2 für eine Übersicht über einen Beispielprozess).

Die Einführung der neuen Dienstleistung konnte zum 31. Juli 2006 abgeschlossen werden.

2.1.3 Projektphase III: Verbreitung und Testung

Die vor Einführung der Dienstleistung „Patientenorientierte Arzneimittelversorgung" in allen Häusern in Form von leitfadengestützte Interviews erhobenen Prozesskennzahlen sind in dieser Projektphase einerseits überprüft und zum Zweiten auf die Auswirkungen durch Umstellung auf die „Patientenorientierte Arzneimittelogistik" überprüft worden. Um zu einem ersten Vorher-Nachher-Vergleich zu kommen, sind nach Abschluss der Einführungsphase die durch die SWZ GmbH erhobenen Prozesskennzahlen im August, September und Oktober 2006 erneut erhoben worden.

Im Ergebnis konnte festgestellt werden, dass die „Patientenindividuelle Arzneimittelversorgung" in den Einrichtungen zu weitgehend positiven Ergebnissen geführt hat. Zum Ersten konnten Qualitätssteigerungen bei der Versorgung der Patienten mit Arzneimitteln erreicht werden, d. h. im Kern ist das neue Verfahren sicherer als die herkömmliche „händische" [6] Art und Weise der Darreichung der Arzneien in den Heimen. Zweitens lassen sich für die Einrichtungen auch Wirtschaftlichkeitseffekte nachweisen. So konnte der Aufwand in den Einrichtungen für den Prozess der Bereitstellung der Arzneien für diese bis

---

[6] Hier handelt es sich um die „traditionelle" Art des Stellens: Pflegekräfte drücken die Medikamente aus den Packungen in so genannte Wochendispenser.

hin zur Vergabe am Patienten um gut eine Stunde je Bewohner und Monat auf rund 3 Stunden reduziert werden. Das bedeutet für die stark arbeitsbelasteten Pflegekräfte eine Entlastung von sog. „pflegefernen" Tätigkeiten, also Tätigkeiten die nicht direkt etwas mit der Pflege am Patienten zu tun haben. Drittes wird nun auch die Klarheit und Transparenz der Prozesse durch die beteiligten Einrichtungen gelobt. Dieser Nebeneffekt ist durch die Prozessdokumentation für die Einrichtung als Zusatznutzen entstanden.

2.2 Ergebnisse des Modellprojekts

Im Folgenden werden die zentralen Ergebnisse des Modellprojekts vorgestellt. Dabei wird der Vergleich der Daten die vor und während dem Modellprojekt erhoben wurden im Mittelpunkt stehen.

2.2.1 Ermittlung des Ist-Zustands vor Einführung der DL

Vor der Einführung der Verblisterung wurden alle zur Arzneimittelvergabe zugehörigen Prozessschritte erfasst, die in die Beschaffung, interne Logistik und Vergabe der Medikamente einfließen. Hierzu gehören die „Kontrolle der Lieferung" und die „Begleitung der Verordnung", das „Stellen der Medikamente", die „Vorbereitung der Medikamentenvergabe", die „Medikamentenvergabe" selbst sowie die „Reinigung der verwendeten Dispenser". In jedem Heim sind Interviews zum konkreten Ablauf der Prozessschritte durchgeführt worden, in dem zusätzlich die zeitlichen Aufwände je Prozess vor der Einführung erfasst wurden. Ziel war es dabei einen Vorher-Nachher-Vergleich für alle Prozessschritte in den Wohnbereichen zu ermöglichen.

Beispielhaft für das eingesetzte Evaluierungsverfahren der SWZ GmbH zur Aufnahme und Bewertung der genannten Prozessschritte wird hier der Prozessschritt der Medikamentenvergabe abgebildet.

Abbildung 7: Prozessbeschreibung Medikamentenvergabe

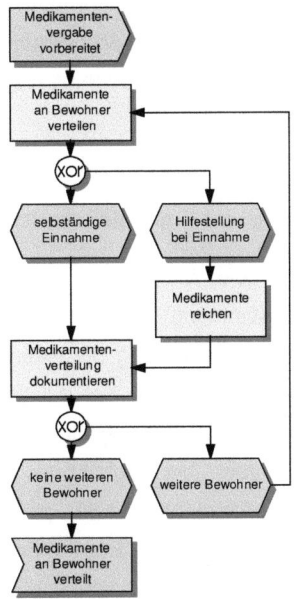

Quelle: Hübner/Steinweg, 2008, 15.

Für jeden der anderen Prozessschritte gibt es eine ähnliche Prozessbeschreibung, die durch teilnehmende Beobachtung in einer Beispieleinrichtung erstellt wurden. In nachfolgenden Gesprächen und Interviews wurden diese noch ergänzt und erweitert. Allein schon die Abbildung dieses Prozesses verdeutlicht die Charakteristik dieses Teilbereichs der DL der Arzneimittelversorgung als hochintegrativen Prozess wie in Kapitel 1.2 beschrieben. Der Apotheker ist auf der einen Seite auf die Mitarbeit der Pflegekräfte bei der Umsetzung angewiesen. Die Pflegekräfte sind wiederum auf die Mitarbeit der Bewohner angewiesen. Dies erschwert die Messbarkeit der Ergebnisse entscheidend, da der menschliche Faktor hier eine große Rolle spielen kann. Für die Pflegekräfte ist es schwierig diese Prozesse losgelöst von ihren anderen Abläufen zu bewerten und zeitlich zu erfassen, da mehrere Faktoren der Ablenkung bestehen können. Es kann ein

Notfall eintreten oder eine andere Aufgabe kann den Ablauf der gerade begonnen Handlung unterbrechen. Die Bewohner kommen als Faktor hinzu. Diese könne gute und schlechte Tage haben und dadurch eine Messbarkeit der Prozesse erschweren. Was dies für die angesprochenen Eigenschaften der DL wie in Kapitel 1 besprochen bedeutet wird im Fazit näher erläutert werden. Im Folgenden werden die Ergebnisse der Zeitmessungen im Modellprojekt vorgestellt, die trotz der Schwierigkeiten bei den Messungen der Zeiten, Aussagen zum Ergebnis des Modellprojekts zulassen.

2.2.2 Umstellung der Belieferung und Ergebnisübersicht

Im nächsten Schritt erfolgte die Einführung der Verblisterung in enger Zusammenarbeit und Abstimmung mit der Apotheke. Die Medikamentenbeschaffung wird nun im Auftrag der Heime von der Anforderung über die Lieferung bis hin zum Stellen von der Apotheke übernommen. Die Medikamente werden mit Hilfe eines Automaten für jeden Bewohner individuell verblistert und anschließend werden die Wohnbereiche der Heime mit der „Blisterware" beliefert. Jedes Medikament wird für jeden Patienten individuell verpackt bzw. „verblistert" und beschriftet. Die Beschriftung schließt den Namen, den Wohnbereich, den Wirkstoff sowie den Einnahmezeitpunkt des Medikaments ein. Dies bedeutet also, dass jeder Bewohner eine individuelle Blisterrolle in den Heimen auf eine Woche vorrätig hat aus der die Medikamente vergeben werden.

Im Anschluss an eine Eingewöhnungsphase für die beteiligten Heime wurden erneut Interviews mit einer erneuten Erfassung der Zeiten durchgeführt, um einen Voher-Nachher-Vergleich, der anschließend nochmals um einen Vorher-Nachher-II-Vergleich ergänzt wurde, abbilden zu können. Hierbei wurden auch die Änderungen der jeweiligen Prozesse erfasst, um diese in die Analyse mit einfließen zu lassen. Die Ergebnisse der Datenhebungen der SWZ GmbH sind tendenziell positiv zu bewerten: So sank der durchschnittliche Aufwand je Wohnbereich für die Arzneimittelversorgung von 114,87 Stunden zunächst auf 89,17 Stunden pro Monat zum Zeitpunkt der Vorher-Nachher-Vergleiches-I, der im 3. und 4. Quartal 2006 durchgeführt wurde, und zum Zeitpunkt des Vorher-Nachher-Vergleiches-II (2. / 3. Quatral 2007) auf 78,23 Stunden pro Monat, was einer Aufwandseinsparung von 36,64 Stunden/Monat entspricht.

Im Ergebnis kann somit festgestellt werden, dass mit einer durchschnittlichen Einsparung von 36,36 Stunden je Monat Einsparpotenziale mit Hilfe der Patientenindividuellen Arzneimittelversorgung in den stationären Einrichtungen realisiert werden können. Insgesamt können also die Ergebnisse der Einführungsphase als positiv bezeichnet werden. Zwar sanken nicht bei jedem Heim die Aufwände in Gänze, aber insbesondere bei den Teilprozessen „Stellen der Medikamente" so wie „Medikamente beschaffen" sank der Zeitaufwand um 80%, während sich bei den Teilprozessen „Medikamentenvergabe vorbereiten" und „Medikamente vergeben" der Zeitaufwand nicht bzw. kaum änderte. Bei der Dispenserreinigung konnte immerhin noch eine deutliche Reduktion erreicht werden. Nachfolgende Auswertung gibt einen Überblick der Einsparungen je Teilprozess:

Abbildung 8: Zeitliche Einsparungen je Teilprozess

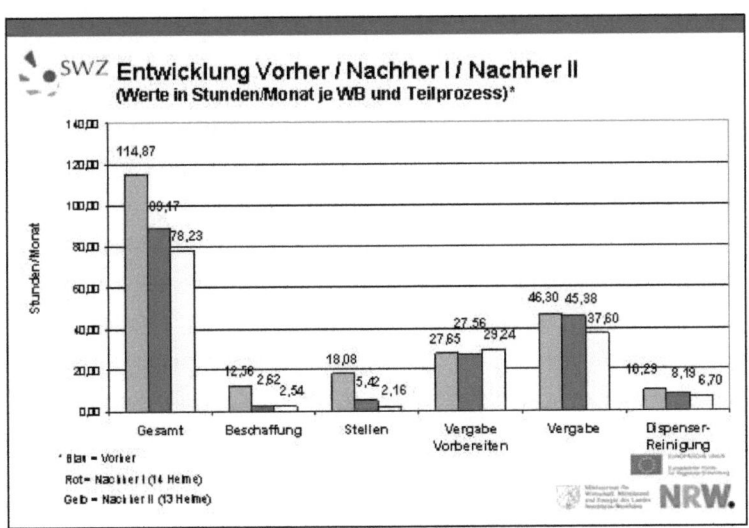

Quelle: Hübner/Steinweg, 2008, 20.

3. Einordung der „patientenindividuellen Arzneimittelversorgung" in den Kontext *sozialer Dienste*

An dieser Stelle werden die angesprochenen Charakteristika von DL in den *sozialen Diensten* auf die erhobenen Prozesse des Modellprojekts angewendet, um zu veranschaulichen welche Relevanz diese gehabt haben.

Der **Personenbezug** spielt eine große Rolle. Sowohl auf Seiten des Pflegepersonals in Beziehung zu den Bewohnern als auch von Seiten der beliefernden Apotheke bezogen auf die Mitarbeiter des Pflegeheims. Die Beziehung der Bewohner zum Pflegepersonal hat hier sicherlich einen helfenden und betreuenden Charakter, allerdings ist es auch eine DL, die gegen ein Entgelt erbracht wird. Die Beziehung der Apotheke zu den Mitarbeitern ist hier sicherlich nicht als soziale DL zu klassifizieren, da es um eine Belieferung mit Waren geht, was sich als logistische DL kennzeichnen lässt. Jedoch ist die Zusammenarbeit untereinander wichtig, da es eine intensive Kommunikation zwischen Apotheke und Pflegeheim geben muss, um die notwendigen Daten, die zur Herstellung der „Blister" benötigt werden auszutauschen (Medikationspläne, Krankenhausaufenthalte etc.).

Der **Personalintensität** und der **begrenzten Rationalisierbarkeit** kommt eine besondere Rolle zu, deswegen soll dieser Punkt auf das Fazit verschoben werden.

Das **Uno-actu Prinzip** kann v.a. beim Prozess der Vergabe der Medikation beobachtet werden. Hier erfordert es eine Anwesenheit sowohl des Pflegepersonals auch des Patienten zur Erfüllung des Prozesses. Dies findet je nach Zustand des Bewohners in unterschiedlicher Intensität statt. Ist der Bewohner bettlägerig oder kann er die Medikamente nur noch mit Hilfe einnehmen kommt dies besonders zum tragen. Muss das Medikament über eine Magensonde verabreicht werden, dann verliert das Unu-Actu Prinzip wiederum seine Relevanz, da hier zwar auch beide Parteien anwesend sein müssen, allerdings ist die Vergabe der Arzneien nicht mehr unbedingt von der Mitarbeit des Bewohners abhängig.

Diese Ausführungen beinhalten auch das Argument der **Ko-Produktion**, die in den meisten Fällen unabdingbar ist, aber eben in bestimmten Situationen eingeschränkt werden kann.

Die **Unbestimmtheit der Nachfrage** kann im Zusammenhang mit dem Modellprojekt nur in dem breiten Kontext der Nachfrage nach Pflegeheimplätzen gesehen werde und ob sich diese neue Form der Arzneimittelvergabe durchsetzen kann. Die Nachfrage nach Pflegeheimplätzen wird schon auf Grund des demographischen Wandels in den nächsten Jahren weiter steigen. Die Frage, ob sich diese neue Form der Arzneimittelversorgung durchsetzen kann ist zu diesem Zeitpunkt nicht zu beantworten, da eine flächendeckende Verbreitung noch aussteht, und die Reaktion auf die Ergebnisse des Modellprojekts abgewartet werden müssen. Zurzeit existiert noch ein vergleichbares Projekt im Saarland (vgl. 7x4 Pharma, 2008). Allerdings sind hier auch noch keine Zahlen zur Verbreitung bekannt geworden.

Die Tatsache, dass man es mit **Erfahrungs-** und **Vertrauensgütern** zu tun hat bleibt bestehen. Die Qualität ist auch bei der „patientenindividuellen Arzneimittelvergabe" im Vorhinein nicht messbar. Die Schwierigkeiten einer zeitlichen Messbarkeit wurden bereits thematisiert. Im Modellprojekt wurde dieser Schwierigkeit unterschiedlich begegnet. Einige Einrichtungen haben versucht Zeiten über einen bestimmten Zeitraum zu messen, während in anderen die Zeitenmessung in Form von Gesprächen mit dem Pflegepersonal gemacht wurde. Beide Methoden sind sicherlich angreifbar, allerdings war der Anspruch auch nicht eine minutengenaue Aussage treffen zu können, sondern eine Tendenz nachzuweisen, dass eine Zeitersparnis vorhanden ist. Dies darf im Nachhinein durchaus als gelungen betrachtet werden, da der Durchschnitt der Pflegeheime eine eindeutige Tendenz aufweist. Die Transparenz des Systems ist sicherlich auch gestärkt worden, da eine Verblisterung der Arzneien computergenau erfasst werden kann. Das „händische" Stellen ist hier im Nachteil. Ein Qualitätsgewiin kann unterstellt werden, da menschliche Fehlerquellen beim „händischen" Stellen (speziell da in vielen Pflegeheimen diese Tätigkeit bei Nacht durchgeführt wird) durch den Einsatz einer Maschine ausgemerzt werden.

3.1 Fazit

Im ersten Kapitel wurde die Besonderheit *sozialer Dienste* dargestellt und bewertet. Es ist deutlich geworden, dass *soziale Dienste* immer wichtiger werden, allerdings bei knappen Kassen. Dabei ist das Angebot vielschichtig und der Staat immer noch der Hauptbereitsteller bei steigender Verantwortung und Belastung der Verbraucher. Effizienz spielt auch hier eine immer größer werdende Rolle, allerdings müssen dabei die Charakteristika von sozialen DL immer im Blick behalten werden. In der Praxis setzt sich dieser Eindruck fort. Kapitel 2 hat gezeigt wie schwierig es sein kann innerhalb einer sozialen DL Prozessabläufe zu optimieren bzw. eine DL zur Ergänzung einzuführen. Hier liegen die Schwierigkeiten oft im Detail, was zum letzten Hauptcharakteristikum der sozialen DL führt, das noch nicht besprochen wurde: **Personalintensität** und **begrenzte Rationalisierbarkeit.** Speziell die begrenzte Rationalisierbarkeit muss, wie das Beispiel der „patientenindividuellen Arzneimittelversorgung" zeigt, immer wieder hinterfragt werden. Die Aufspaltung in einzelne Prozesse kann hier sicherlich ein Schlüssel sein. Wie die verschiedenen Teilprozesse zeigen, können dabei z.B. patientenferne Tätigkeiten wie eben das Stellen von Arzneimitteln durchaus ausgelagert werden um Pflegekräfte zu entlasten Das widerspricht im Kern nicht dem Konzept der begrenzten Rationalisierbarkeit, zeigt aber, dass Prozesse durchaus mehrere Facetten haben könne. Diese gilt es zu analysieren um Effizienz- und Rationalisierungspotentiale auch in den *sozialen* Diensten feststellen zu können. Dabei ist es wichtig Messinstrumente zur Qualitätserhebung zu finden. Qualität bei den *sozialen Diensten* zu messen erfordert dabei besondere Eigenschaften der Messinstrumente auch hier wieder bedingt durch den besonderen Charkater der DL, aber auch der Messenden, da eine Kommunikation mit den Erbringern der sozialen DL unabdingbar ist. Durch die Hinterfragung bestehender sozialer DL und scheinbar klarer Abläufe kann es immer wieder auch in den *sozialen Diensten* gelingen Prozessabläufe zu ändern und eben auch zu optimieren.

Literatur

- Bäcker, Gerhard et al. (2008): Sozialpolitik und soziale Lage in Deutschland: Band 2: Gesundheit, Familie, Alter und Soziale Dienste, Wiesbaden, S. 505-604.

- Bäcker, Gerhard (2006): Was heißt hier geringfügig? – Minijobs als wachsendes Segment prekärer Beschäftigung, in. WSI-Mitteilungen 5/2006, S. 255-262.

- Bauer, Rudolph (2001): „Personenbezogene soziale Dienstleistungen: Diffusion statt Definition und Klassifikation", in: Bauer, Rudolph: Personenbezogene soziale Dienstleistungen, Wiesbaden, S. 20-48.

- Bogedan, Claudia (2008): Pflegeverantwortung zwischen Familie und Staat – ein deutsch-dänischer Vergleich, in: WSI-Mitteilungen 4/2008, S.212-218.

- Eichener, Volker/Heinze, Rolf G. (2005): Beschäftigungspotenziale im Dienstleistungssektor, Düsseldorf.

- Fließ, Sabine (2006): Prozessorganisation in Dienstleistungsunternehmen, Stuttgart.

- Hartmann, Anja/Matheu, Harald (Hg.) (2001): Dienstleistungen in der neuen Ökonomie, Berlin.

- Häußermann, Hartmut/ Siebel, Walter (1995): Dienstleistungsgesellschaften, Frankfurt am Main.

- Heinze, Rolf G. (2006): Wandel wider Willen – Deutschland auf der Suche nach neuer Prosperität, Wiesbaden.

- Hübner, Michael R./Steinweg, Detlef (2008): Abschlussbericht zum Modellprojekt „Patientenorientierte Arzneimittelversorgung in Einrichtungen der stationären Altenpflege", Gelsenkirchen.

- 7x4 Pharma (2008): Presseinformationen, auf: http://www.7x4pharma.de/presse/downloads.php (Recherchiert am: 15.06.2008).